Eckard Michels

Die Spanische Grippe 1918/19

Inhaltsverzeichnis

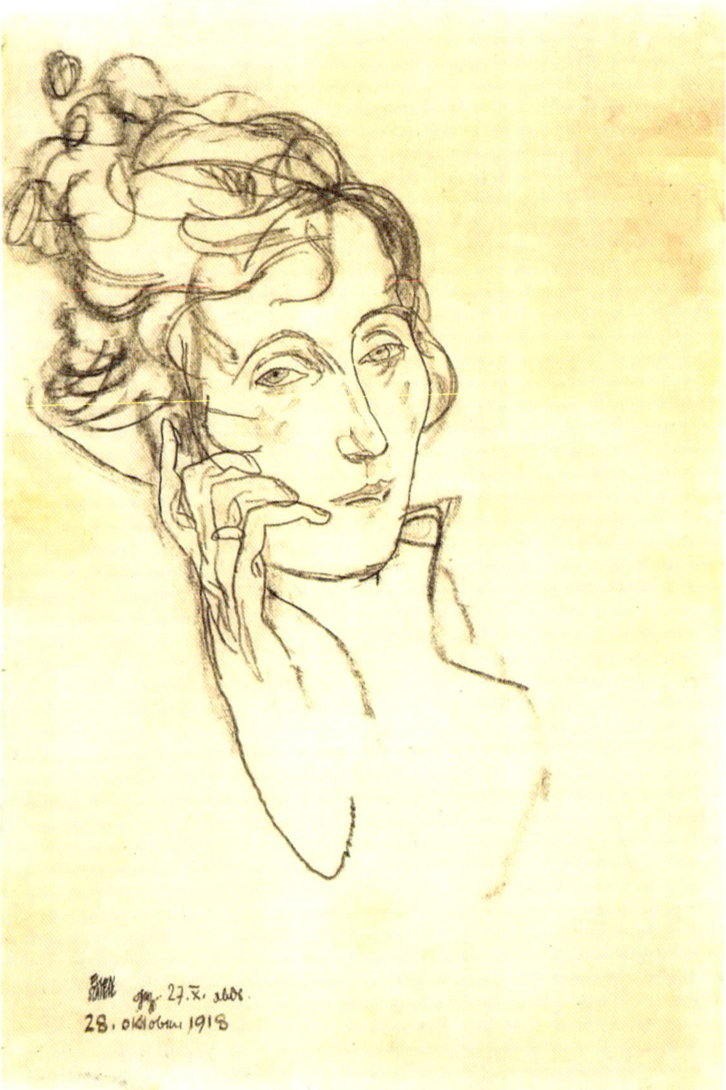

alamy KBWKA1

Egon Schiele, Edith Schiele sterbend.

Zwei von Millionen Opfern

Am 27. Oktober 1918 fertigte der Wiener Maler Egon Schiele sein letztes Werk an. Er zeichnete seine Ehefrau Edith, die schwer erkrankt in der Wohnung lag. Sie hatte sich eine Woche zuvor mit der Spanischen Grippe angesteckt. Edith, im sechsten Monat schwanger, erlag der Influenza am nächsten Morgen im Alter von 25 Jahren. Ihr Mann, 28 Jahre alt und bereits ein erfolgreicher Künstler, überlebte sie nur um drei Tage. Das Ehepaar fiel einer der schlimmsten Seuchen in der Geschichte zum Opfer. Die Spanische Grippe erfasste zwischen März 1918 und Mai 1919 in drei Wellen den Globus. Man schätzt, dass sich ein Drittel der Weltbevölkerung infizierte, die damals etwa 1,8 Milliarden Menschen zählte. Vermutlich 30 bis 50 Millionen, nach manchen Berechnungen sogar bis zu 100 Millionen Personen starben an der Krankheit selbst, ihren tödlichen Begleiterscheinungen wie Lungenentzündungen, Herzstillstand, septischen Schocks, Gehirnhautentzündungen, sich später entwickelnden Nervenkrankheiten oder anderen Folgen der Seuche. Die Spanische Grippe war zusammen mit dem Zweiten Weltkrieg und seinen geschätzten 50 Millionen Toten sowie Mao Tse-Tungs kommunistischen Gesellschaftsexperiment des „Großen Sprung vorwärts“ Ende der 1950er-Jahre, bei dem mindestens 45 Millionen Menschen vor allem durch Hunger umkamen, die größte demografische Katastrophe des 20. Jahrhunderts.

Obwohl die Seuche weltweit derartig viele Opfer forderte, erwachte ein stärkeres Interesse an ihrer Erforschung als historisches wie medizinisches Phänomen erst vor einem Vierteljahrhundert. Auslöser hierfür waren vor allem Befürchtungen, dass Infektionskrankheiten der Atemwege im Zeitalter der Globalisierung und des dichten interkontinentalen

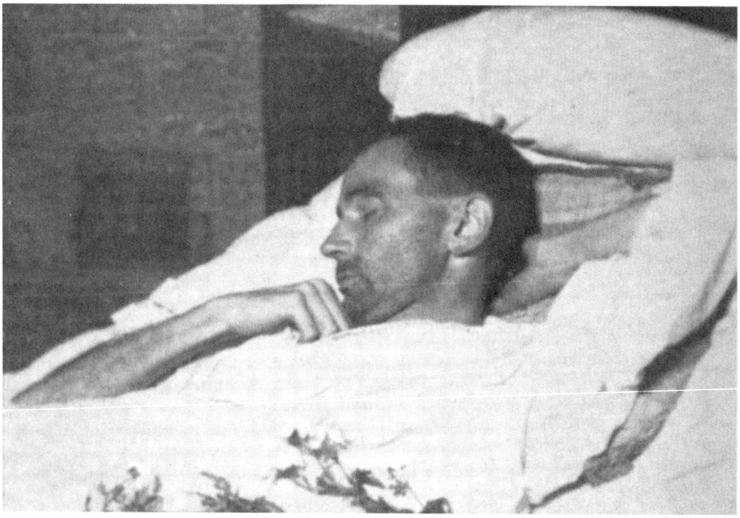

Wikipedia, Martha Fein

Egon Schiele auf dem Totenbett.

Flugverkehrs eine Epidemie wie 1918/19 mit vergleichbar hohen Bevölkerungsverlusten auslösen könnten. Als neuartige Gefahren galten verschiedene Varianten der seit Ende der 1990er-Jahre in Asien auftauchenden „Vogelgrippe", die 2003 von China ausgehende Lungenkrankheit SARS oder die „Schweinegrippe", welche sich 2009 von Mexiko weltweit ausbreitete. Vor dem Hintergrund dieser Bedrohungen ist die Spanische Grippe zur „Mutter" aller modernen Pandemien erklärt worden. Im Zuge dieser Wiederentdeckung und Neubewertung der Spanischen Grippe als wichtiges, aber bislang unterbewertetes Ereignis hat sie auch seit einigen Jahren Eingang in die Populärkultur gefunden. So erkranken zum Beispiel in der ab 2010 ausgestrahlten britischen Fernsehserie „Downton Abbey", welche die Geschichte einer Adelsfamilie im 20. Jahrhundert nachzeichnet, in einer Folge der zweiten Staffel drei der fiktiven Charaktere an der Seuche, davon einer tödlich.

Das tragische Schicksal der Schieles ist in zweifacher Hinsicht typisch für die Spanische Grippe. Erstens infizierten sie sich auf dem Höhepunkt der zweiten, bei weitem gefährlichsten Welle der Krankheit. Sie erreichte im Oktober und November 1918 ihren tödlichen Höhepunkt. Das Virus vom Herbst 1918 führte bei Infizierten etwa 25 Mal häufiger als bei einer „gewöhnlichen" Influenza zum Tod. Zweitens zeichnete sich die Spanische Grippe dadurch aus, dass bei ihr im Gegensatz zum alljährlichen „saisonalen" Influenzaepidemien, welche in erster Linie Kleinkinder und Senioren gefährden, in allen Ländern auffallend häufig Menschen wie die Schieles im eigentlich robustesten Alter zwischen 20 und 40 Jahren umkamen. Dieses für eine Grippe ungewöhnliche Sterblichkeitsmuster ist vermutlich auf eine Überreaktion der bei diesen Personengruppen noch leistungsfähigen Immunsysteme zurückzuführen. Beim Kampf gegen das eingedrungene Virus wird der eigene Körper vergiftet, ein Phänomen, das die Medizin als „zytogenen Sturm" bezeichnet.

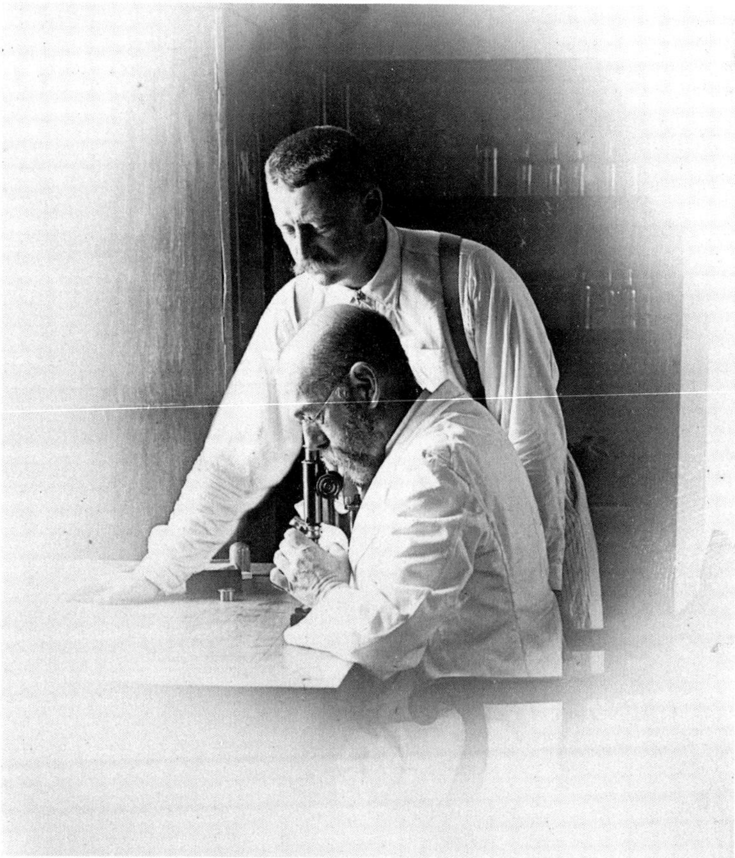

wikipedia

Richard Pfeiffer (stehend) mit seinem Mentor, dem berühmten Berliner Bakteriologen Robert Koch, 1897 im Labor in Indien auf der Suche nach dem Cholera-Erreger.

Wie die Spanische Grippe über die Welt und zu ihrem Namen kam

Viele für den Menschen gefährliche Infektionskrankheiten wie AIDS, Covid-19, Ebola oder Influenza, die sich zu Epidemien oder manchmal sogar in mehrere Kontinente umfassende Pandemien entwickeln, haben ihren Ursprung im Tierreich. Den bei bestimmten Tieren wie Affen, Dromedaren, Enten, Fledermäusen, Hühnern, Mardern, Pferden oder Schweinen kursierenden Krankheitserregern gelingt es gelegentlich, durch eine starke Veränderung ihrer Genstruktur, Antigen-Shift genannt, den Sprung zunächst vom Tier zum Mensch und sodann von Mensch zu Mensch zu schaffen. Bei der Influenza, deren Virus durch stetige kleinere genetische Veränderungen, als Antigen-Drift bezeichnet, ohnehin recht wandlungsfähig ist, geschieht ein Antigen-Shift oftmals mit Hilfe eines Zwischenwirts wie dem Schwein. In einem Zwischenwirt kann sich beispielsweise eine unter Menschen bereits zirkulierende Influenzavariante mit einer ursprünglich von Vögeln stammenden vermischen. Es entsteht gegebenenfalls ein neuartiger, zum Befall des Menschen fähiger und manchmal, wie im Falle der Spanischen Grippe oder der SARS-Epidemie, besonders tödlicher Virus. Dringt er in den menschlichen Körper ein, vermehrt er sich explosionsartig, weil das Immunsystem den Eindringling im Gegensatz zu früheren Erregern, die es bereits bekämpft hat, nicht erkennt. Ausgangspunkte solcher Virentransfers von Tieren auf Menschen sind vor allem Gebiete, in denen wir mit Haus- und Nutztieren auf engem Raum zusammenleben oder intensive fabrikmäßige Tierzucht betreiben. Ebenso kann es zum Übersprung des Erregers auf überfüllten Märkten kommen, auf denen verschiedene Tierarten in großen Mengen in enger Nachbarschaft zueinander angeboten werden.

1918/19 wussten die Mediziner, dass sich der Grippeerreger mittels Tröpfcheninfektion durch Husten, Ausatmen oder durch das Anfassen kontaminierter Flächen überträgt. Aber sie kannten noch nicht seinen tierischen Ursprung. Außerdem gingen die Gesundheitsbehörden fälschlicherweise davon aus, dass es sich bei der Grippe um eine bakterielle Infektion handele, für welche der „Pfeiffersche Bazillus" verantwortlich sei. Als Namensgeber diente sein deutscher Entdecker, der Mediziner Richard Pfeiffer. Pfeiffer hatte die Bakterien 1892 im schleimigen Auswurf von Grippepatienten festgestellt. Seitdem hielt man sie für die Verursacher der Krankheit. Um die Jahrhundertwende war der Optimismus weit verbreitet, dass die Wissenschaft alsbald alle Erreger von Infektionskrankheiten identifizieren und sodann durch Impfungen, wie bereits bei Cholera, Diphtherie, Pocken, Typhus und Tollwut geschehen, unschädlich machen könnte. Viren dagegen, die wesentlich kleiner als Bakterien sind, konnte man bis in die 1930er-Jahre nicht erkennen und somit noch keine Impfstoffe entwickeln. Außerdem gab es bis in die 1940er-Jahre keine Antibiotika, mit welchen man die häufigste tödliche Nebenkomplikation der Grippe hätte bekämpfen können, die bakterielle Lungenentzündung. Ebenso wenig verfügte die damalige Medizintechnik über Beatmungsgeräte, um Patienten im Falle nachlassender Lungenfunktion als Folge der Infektionen am Leben erhalten zu können.

Das Virus, welches die Spanischen Grippe auslöste, trägt die wissenschaftliche Bezeichnung H1N1 nach den beiden Proteinen Hämagglutinin und Neuraminidase auf seiner Oberfläche. Sie ermöglichen es ihm, in die Lungenzellen des Menschen einzudringen, um sich in diesen als Parasit zu vermehren. 2005 gelang es dem US-Virologen Jeffrey Taubenberger nach jahrelanger Forschung, das Virus genetisch gänzlich zu entschlüsseln. Er nutzte dazu Lungengewebsproben 1918 verstorbener Influenzaopfer, deren Leichen zum Teil im Permafrost Alaskas und Spitzbergens überdauert hatten. Gleichwohl herrscht bei Historikern wie Medizinern Uneinigkeit darüber, wo die Seuche geografisch ihren Ausgang genommen hat. Es überwiegt bislang die Auffassung, dass die erste Welle der Krankheit Anfang 1918 ihren Ursprung in Haskell County, einem landwirtschaftlich geprägten Gebiet des US-Bundesstaates Kansas hatte. Von Haskell County sei der Virus durch Rekruten Anfang März in das mit 56.000 Männern überfüllte Militärlager Camp Funston gelangt, ebenfalls in Kansas liegend. Die USA hatten im April 1917 Deutschland den Krieg erklärt. Seitdem wurden im ganzen Land Hunderttausende von jungen Männern zum Militär eingezogen. Das Kriegsministerium bereitete sie in improvisierten Garnisonen wie Funston für den Einsatz an der Westfront in Frankreich vor. Anschließend ging es an die amerikanische Ostküste, wo die Soldaten sich für Europa einschifften. In Camp Funston, dem ersten amtlich registrierten Massenausbruch der Krankheit, lagen im März/April 1918 Tausende mit der Grippe danieder. Vereinzelt beobachteten die Ärzte bereits schwere Verläufe, bei denen eigentlich als gesund und kräftig befundene junge Männer binnen

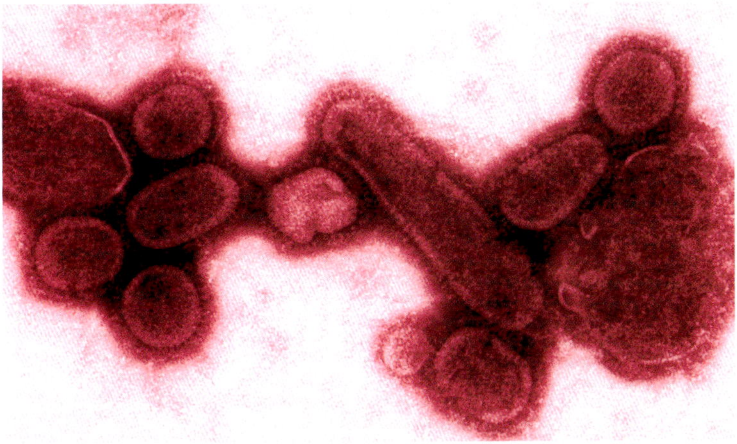

alamy E5ROCA

Das von Jeffrey Taubenberger Mitte der 1990er-Jahre entdeckte Virus der Spanischen Grippe.

weniger Tage starben. Mitte April 1918, so die gängigste Interpretation des Geschehens, sei die Grippe mit den US-Truppentransporten zunächst nach Bordeaux in Frankreich gelangt, von wo aus sie sich von Westen nach Osten über den Rest des Kontinents verbreitete.

Eine zweite Theorie über den Ursprung der Spanischen Grippe geht davon aus, dass sie ähnlich späteren Pandemien von Atemwegsinfektionen wie die „Asiatische" Grippe 1957/58, die „Hongkong"-Grippe 1968/70 oder Covid-19 aus China stammte. Aus Ostasien sei die Spanische Grippe durch chinesische Arbeiter verbreitet worden, die man seit 1917 zu Zehntausenden für die französische Rüstungsindustrie rekrutierte. Sie reisten in Massentransporten über den Pazifik zunächst an die kanadische Westküste, sodann per Zug an die Ostküste und von dort nach Frankreich. Einen dritten Erklärungsansatz liefert der britische Virologe John Oxford: Das Virus sei in der großen britischen Garnison in Etaples an der nordfranzösischen Kanalküste zur Jahreswende 1916/17 entstanden. Etaples diente monatlich Zehntausenden von britischen Soldaten, die an der Westfront zum Einsatz kamen oder zurückgeführt wurden, als Durchgangsstation. Das Lager beherbergte zugleich ein Großlazarett mit 23 000 Betten. In Etaples hielt man zur Ernährung der Männer große Bestände von Schweinen, Enten, Hühnern und Gänsen. Unter den Verwundeten befanden sich außerdem Opfer deutscher Giftgasangriffe. Die lädierten Lungen der Soldaten hätten das Einnisten von Viren oder gar die Entstehung neuer Erregervarianten begünstigt, so der Virologe Oxford.

Zwei der drei gängigen Interpretationen über den Ursprung der Spanischen Grippe erklären also nicht die Entstehung des Virus mit der durch den Ersten Weltkrieg geschaffenen spezifischen Situation. Sie sehen jedoch die durch den Konflikt bedingten umfangreichen interkontinentalen Truppenverschiebungen und Arbeitskräfterekrutierungen als wichtigen Faktor, der die globale Verteilung des Virus beschleunigt oder überhaupt erst ermöglicht und zu einer Pandemie geführt hätte.

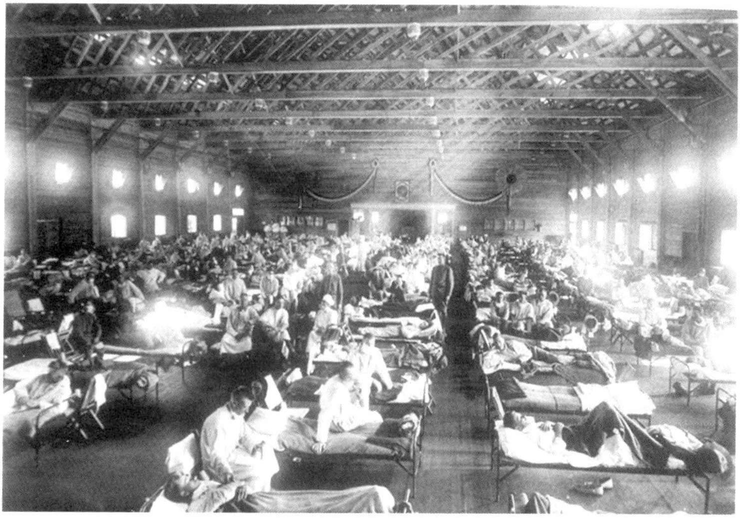

alamy HRP1XE

Improvisierter Krankensaal in Camp Funston mit Grippepatienten.

Lediglich John Oxford hält es für möglich, dass die Kriegsumstände nicht nur die Kontinente übergreifende Verbreitung, sondern ebenso die Entstehung des neuen Erregerstammes mit verursacht haben könnten.

Gleich welcher Interpretation man folgt, die erste Welle der Epidemie erreichte im Juni und Juli 1918 in Europa den Höhepunkt. Zu diesem Zeitpunkt versuchte die deutsche Führung an der Westfront durch letzte verzweifelte Offensiven eine militärische Entscheidung zugunsten des Reiches zu erzwingen, bevor die Übermacht der stetig auf dem Kriegsschauplatz eintreffenden amerikanischen Truppen zu groß sein würde. Weil deutsche Angreifer wie französische, britische und amerikanische Verteidiger gleichermaßen von der Krankheit betroffen waren, zeitigte sie keinen Einfluss auf den Ausgang der Kämpfe. Die erste Welle der Influenza zeichnete sich dadurch aus, dass zwar viele Soldaten und Zivilisten für einige Tage an ihr erkrankten, sie aber nicht wesentlich mehr Menschen tötete als die üblichen alljährlichen Influenzaepidemien. Gleichwohl gab es auch in Europa wie zuvor bereits in Camp Funston bereits vereinzelt auffällig schwere Krankheitsverläufe, bei denen innerhalb weniger Tage Menschen mit eigentlich kräftiger Konstitution verstarben.

Die Epidemie sorgte zuerst im Mai 1918 in Spanien für Schlagzeilen, weil unter anderem König Alfons XIII. an ihr erkrankte. Außerdem konnten die Zeitungen des neutralen Landes ungehindert und frühzeitig über das zunächst neuartig und bedrohlich erscheinende, aber alsbald als weitgehend harmloses „Drei-Tages-Fieber" identifizierte Phänomen berichten. In den kriegführenden Mächten hingegen herrschte Pressezensur. Daher wurde in diesen Staaten eher über den Fortgang der Epidemie jenseits der Grenzen als auf dem eigenen Territorium berichtet, um Front und Heimat nicht zu beunruhigen. Der Umstand, dass zuerst Zeitungen des iberischen Landes über das Auftreten der Epidemie informierten und teilweise über den Charakter der Krankheit spekulierten, trug der Seuche bereits im Mai/Juni 1918 international den irreführenden, aber bis heute gebräuchlichen Namen Spanische Grippe (Englisch Spanish Influenza/Spanish Flu) ein. Im deutschsprachigen Raum kursierte anfangs ebenso der Begriff „Spanische Krankheit", in angelsächsischen Ländern sprach man zunächst auch von der „Spanish Lady". Dabei ist das Virus vermutlich aus Frankreich von heimkehrenden spanischen Arbeitern, die in den dortigen Rüstungsindustrien gearbeitet hatten, im April oder Mai 1918 auf der Halbinsel eingeschleppt worden. Insgesamt wurde im Frühjahr und Sommer 1918 der Seuche europaweit wenig Bedeutung beigemessen. Der Schriftsteller und Journalist Kurt Tucholsky veröffentlichte im Juli 1918 in der Zeitschrift *Die Weltbühne* ein Spottgedicht mit dem Titel „Spanische Krankheit". In diesem deutete er vorsichtig an, dass nicht die Grippeepidemie, sondern die politische Situation in Deutschland, die einem Fieberwahn gleiche, Anlass zur Sorge gebe.

Im Sommer 1918 mutierte das Virus vom Frühjahr zu einer aggressiveren Variante. Die zweite Welle wurde zuerst im

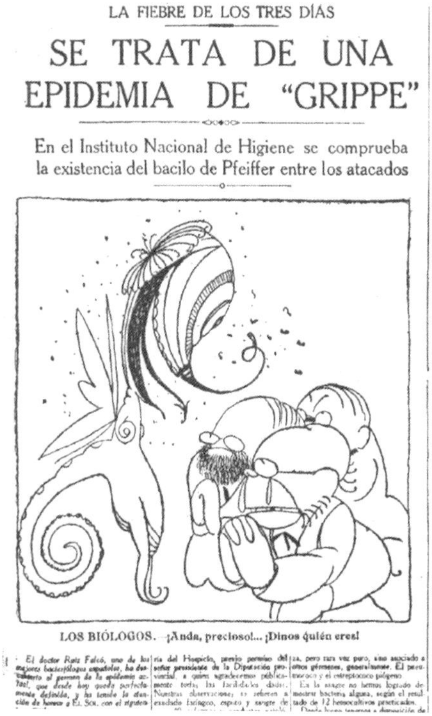

LA FIEBRE DE LOS TRES DÍAS

SE TRATA DE UNA EPIDEMIA DE "GRIPPE"

En el Instituto Nacional de Higiene se comprueba la existencia del bacilo de Pfeiffer entre los atacados

LOS BIÓLOGOS. —¡Anda, precioso!... ¡Dinos quién eres!

Wikimedia Lluis Bagaria (1882–1940), spanischer Karikaturist

Spanische Zeitungsmeldung und -Karikatur vom Mai 1918: Beim neuartigen „Dreitage-Fieber" handele es sich, wie das nationale Hygiene-Institut feststellte, um eine Grippe, denn man habe den „Pfeiffer-Bazillus" bei den Erkrankten gefunden. Die Zeichnung zeigt Wissenschaftler, die den phantasievoll dargestellten Erreger demütig bitten, sich erkennen zu geben.

letzten Augustdrittel in Boston, dem bretonischen Brest sowie dem westafrikanischen, damals zum britischen Kolonialreich gehörenden Freetown wahrgenommen. In allen drei Fällen handelte es sich um kriegswichtige Häfen der Entente-Mächte für ihre interkontinentalen Truppen- und Nachschubbewegungen. In Europa, wo sich inzwischen die Entente-Truppen an der Westfront in einer großen Gegenoffensive befanden, breitete sich das Virus erneut von Westen nach Osten aus, in den USA von der Ostküste gen Westen. Der britische Premierminister David Llyod George überlebte im September 1918 nur knapp seine Grippeinfektion. Reichskanzler Prinz Max von Baden erkrankte Anfang November ebenfalls an der Seuche, allerdings weniger schwer als sein britischer Amtskollege und Kriegsgegner. Im Gegensatz zur ersten Welle, die nur Nordafrika und einige Provinzen Südafrikas gestreift hatte, erfasste dieser Seuchenzug über die Häfen Freetown, Kapstadt und Mombasa (im heutigen Kenia) große Teile des Kontinents mit besonders fatalen Folgen für dessen Bewohner.

In der zweiten Welle erkrankten in Europa und Nordamerika weniger Menschen, weil ein Teil der Bevölkerung durch die erste Welle eine gewisse Immunität erworben hatte. So wurden zwischen April und Juli 1918 im deutschen Heer etwa 10 bis 15 % der Soldaten wegen Grippe für krank befunden, zwischen September und November hingegen nur ungefähr 5 %. Dafür war die zweite Welle in den USA und Europa für etwa zwei Drittel aller Todesopfer der Pandemie verantwortlich. Es gab Fälle vor allem unter den eigentlich robusten Alterskohorten zwischen 20 und 40, in denen zwischen dem ersten Auftreten von Grippesymptomen wie erhöhter Temperatur, Frösteln oder Husten und dem Tod nur ein bis zwei Tage vergingen. Egon Schiele beispielsweise verspürte erste Anzeichen einer Erkrankung am 30. Oktober, als er von der Beerdigung seiner Frau zurückkehrte, und verstarb bereits am nächsten Tag. Manchmal bluteten bei diesen schweren Krankheitsverläufen die Patienten aus Mund, Nase und Ohren oder ihre Gesichter und Gliedmaßen liefen wegen Sauerstoffmangel blau-violett an, bevor sie buchstäblich erstickten. Angesichts dieser Fälle kamen in Europa Spekulationen auf, dass es sich bei der Epidemie womöglich nicht um eine Grippe, sondern um die wesentlich tödlichere Lungenpest handele. Die zweite Welle ebbte im Dezember ab.

Die dritte Welle mit einem wiederum veränderten Virus überkam zwischen Ende Januar und Anfang Mai 1919 die Welt. Sie erwies sich als nicht so tödlich wie die zweite, forderte aber

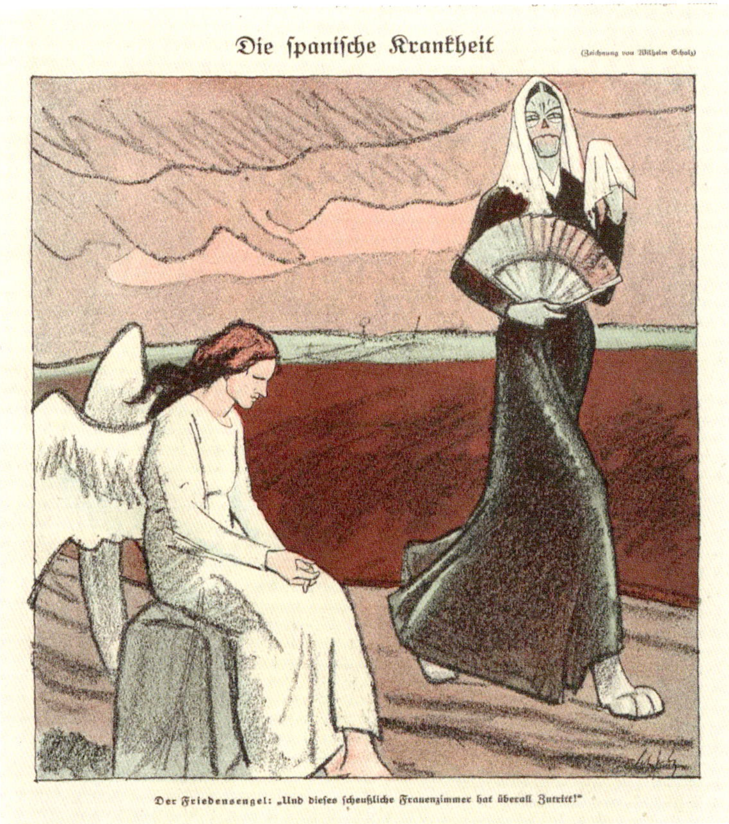

„Die spanische Krankheit“: Karikatur in der Ausgabe vom 23. Juli 1918 der in München verlegten Satirezeitschrift *Simplicissimus*: Während der Frieden nach vier Jahren Weltkrieg durch einen niedergeschlagenen, nicht von der Stelle kommenden Engel symbolisiert wird, schreitet der unheimliche Erreger im Gewand einer spanischen Dame auf leisen Tatzen forsch voran. Der Friedensengel kommentiert: „Und dieses schreckliche Frauenzimmer hat überall Zutritt“! Die Darstellung der Krankheit als Frau entspricht europäischen ikonografischen und literarischen Traditionen. Gemäß diesen standen Seuchen für einen heimtückischen, schleichenden, „weiblichen“ Tod im Gegensatz zum heroischen, öffentlichen „männlichen“ Tod etwa auf dem Schlachtfeld.

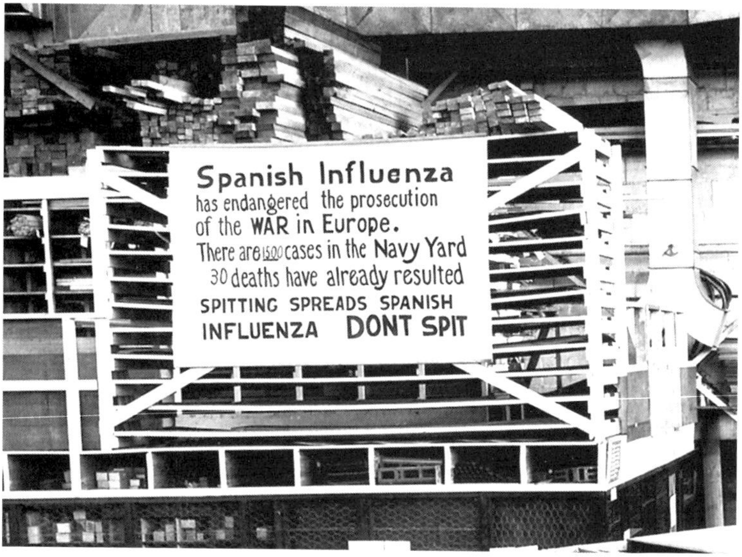
Spanish Influenza
has endangered the prosecution
of the WAR in Europe.
There are 1500 cases in the Navy Yard
30 deaths have already resulted
SPITTING SPREADS SPANISH
INFLUENZA DONT SPIT

alamy HRP0YG

Warnplakat vor der Spanischen Grippe in einer Marinewerft in New York im Oktober 1918: Die Krankheit gefährde die US- Kriegsanstrengungen, denn es seien schon 1500 Werftarbeiter erkrankt und 30 gestorben. Man solle nicht spucken, weil dadurch die Influenza verbreitet werde.

dennoch weltweit etwa doppelt so viele Opfer wie der erste Seuchenzug. US-Präsident Woodrow Wilson, der sich auf der internationalen Friedenskonferenz in Paris befand, erkrankte Anfang April 1919 schwer an der Grippe und konnte für mehrere Wochen nicht an den Verhandlungen teilnehmen. Besonders bemerkbar machte sich die dritte Welle in Australien, das sich durch eine Quarantäne für alle eintreffenden Schiffe erfolgreich vor dem zweiten Seuchenzug geschützt hatte. Mit Kriegsende wollte das Land seine Soldaten aus dem Nahen Osten, wo sie gegen die Türken gekämpft hatten, sowie von der Westfront zügig zurückholen. Die Heimkehrer schleppten das Virus auf dem fünften Kontinent ein, wo die Bevölkerung nicht durch die zweite Welle immunisiert worden war.

Reaktionen auf die Pandemie

Der Höhepunkt der zweiten Welle der Pandemie fiel mit dem Kriegsende im Oktober/November zusammen. Es brachte nicht nur die Niederlage der Mittelmächte, sondern in Deutschland eine Revolution, die zum Sturz der Monarchie führte. Das habsburgische Vielvölkerreich verlor ebenfalls seine regierende Dynastie und zerfiel außerdem noch im Herbst in verschiedene Nationalstaaten. Ebenso löste sich das Osmanische Reich auf. Zu den dramatischen militärischen wie politischen Vorgängen kamen seit November 1918 die Demobilisierung von Millionen von Soldaten und die Umstellungen von Kriegs- auf Friedenswirtschaften in allen am Konflikt beteiligten Ländern. In diesen Gesellschaften hatten sich zudem während der Kriegsjahre, durch Behörden und zensierte Presse unablässig gepredigt, ein patriotischer Durchhaltekonsens sowie eine gewisse Abstumpfung herausgebildet: Es war gleichsam vaterländische Pflicht, Härten klaglos zu ertragen, weil jeder schwere Zeiten durchzumachen schien. Diese Faktoren, Herausforderungen und Einstellungen dürften mit entscheidend dafür gewesen sein, dass die Pandemie selbst auf ihrem tödlichen Höhepunkt im Herbst 1918 kaum für öffentliche Aufmerksamkeit sorgte. So schrieb die *New York Times* am 5. November 1918, nachdem bereits Tausende in der Millionenstadt an Grippe gestorben waren, in abwiegelndem Ton: „Die vielleicht auffälligste Besonderheit der Influenzaepidemie ist die Tatsache, dass sie von keinerlei Anzeichen der Panik oder auch nur der Aufregung begleitet worden ist." Und die *Neue* Zürcher Zeitung kommentierte am 2. März 1919, als die Pandemie bereits etwa 20 000 Tote in der im Krieg neutralen Schweiz gefordert hatte und damit zur größten demografischen Katastrophe des Landes in den letzten zwei Jahrhunderten geworden war:

„Und wenn wir heute über etwas erstaunt sind, so ist es die beispiellose Gleichmütigkeit, mit der die Menschheit diese Seuche hingenommen hat. Aber eben: Die Welt ist an den Massentod gewöhnt. In einer Zeit, da im rasenden Triebwerk furchtbarer Kriegsmaschine täglich Tausende Menschen zermalmt wurden, verlor der natürliche Tod an Sensation." Entsprechend wurden weder 1918/19 oder in den Jahren danach Monumente zur Erinnerung an die Opfer der Seuche errichtet. Es gab so gut wie keine bedeutenden Künstler, die sich des Themas explizit annahmen. Das „Selbstbildnis mit Spanischer Grippe" des norwegischen Malers Edvard Munch von 1919 ist eine der wenigen Ausnahmen. Allerdings wird bezweifelt, ob der Künstler, der sich wiederholt mit physischen wie psychischen Blessuren porträtierte, überhaupt an der Spanischen Grippe erkrankte. Ebenso finden sich in den Memoiren und Tagebüchern der Zeitgenossen, selbst wenn es sich um Ärzte handelte, nur selten Hinweise auf die Pandemie. Wenn, dann wird sie meist mit nur wenigen Zeilen erwähnt, so als sei sie kein besonderes historisches Ereignis. Abgesehen von den Kriegsumständen hängt dieses damalige Verdrängen und Vergessen der Spanischen Grippe damit zusammen, dass die Influenza nie als „skandalisierte", mit einem Stigma behaftete Krankheit galt, sondern traditionell eher als banale Angelegenheit. Sie kam regelmäßig nur für einige Wochen mehr oder weniger schwer über die Menschen, infizierte wahllos viele, tötete aber nur wenige und hinterließ scheinbar keine dauerhaften Schäden oder äußere Merkmale wie Narben. Die Grippe wurde nie mit einem bestimmten Lebensstil, einer bestimmten Schicht oder ethnischen Gruppe verbunden. Im Gegensatz dazu stand etwa die Syphilis um 1900 für einen unmoralischen Lebenswandel, Die Tuberkulose galt wahlweise als Kennzeichen der Armut oder Krankheit der Künstler. Fleckfieber wie Cholera setzte man in Europa mit dem unterentwickelten und daher ungesunden Ostteil des Kontinents gleich.

Für viele Menschen schien das Auftreten der Grippe ausgerechnet im fünften Jahr des Großkonfliktes, der in jeder

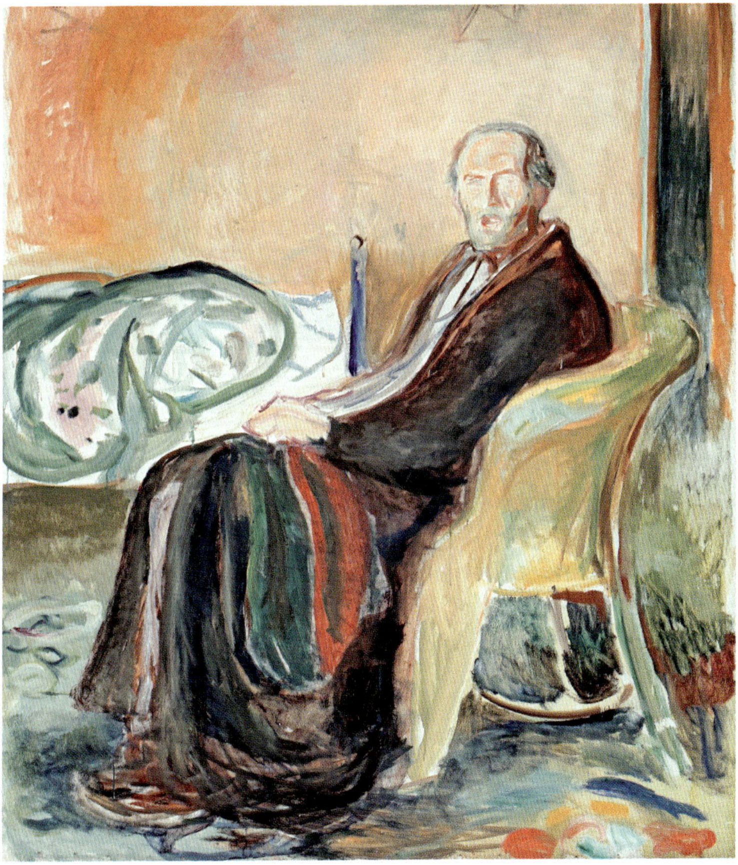

Wikipedia, Nationalmuseum Oslo, Gemälde, Öl auf Leinwand, 150 m mal 131 m

Edward Munch, Selbstbildnis mit Spanischer Grippe (1919).

Hinsicht bislang unvorstellbare Dimensionen erreicht hatte, in unmittelbarem Zusammenhang mit dem Kriegsgeschehen zu stehen. In Deutschland führte die Bevölkerung die Ausbreitung und den teilweise schweren Verlauf der Spanischen Grippe auf den sich seit Kriegsausbruch 1914 kontinuierlich sinkenden Lebensstandard und die sich verschlechternde Volksgesundheit zurück: jahrelange Unterernährung, überbelegte, unbeheizte Wohnungen, fehlende warme Kleidung und Mittel zur Körperhygiene, ein Mangel an Medikamenten und medizinischem Personal, die bevorzugt dem Militär zukamen, Erschöpfungszustände durch lange Schichten in den Rüstungsbetrieben oder nervenzermürbende Fronteinsätze. Diese Härten und der mit ihnen einhergehende bedenkliche Anstieg von Mangel- und Armutskrankheiten wie Hautausschlägen oder Tuberkulose hätten die Menschen bereits derartig geschwächt, dass deren Körper dem Erreger keinen Widerstand mehr entgegenbringen könnten. In den wesentlich besser versorgten Entente-Staaten glaubten manche Bürger, die Krankheit sei durch deutsche Agenten eingeschmuggelt oder von feindlichen U-Booten an Land gesetzt worden. In den USA verdächtigte man außerdem Aspirin, ein Patent des deutschen Pharmaziekonzerns Bayer, die Infektionen auszulösen. In Belgien, Irland, Spanien, der Schweiz, selbst im südlichen Afrika und Indien ging das Gerücht um, dass die Grippe entweder durch den Giftgaseinsatz an der Westfront oder durch die vielen, auf den dortigen Schlachtfeldern verrottenden, unbestatteten Kadaver gefallener Soldaten hervorgerufen worden sei. In Teilen des südlichen, zentralen und östlichen Afrikas wurde die Seuche hingegen traditionsgemäß dem Wirken bösartiger Hexen und Zauberer zugeschrieben, die man durch Beauftragung von Hexenjäger und Gegenzauberern austreiben könne. Andere Afrikaner sahen die Seuche als Omen, dass die Kolonialherrschaft der Weißen alsbald zusammenbrechen werde, weil deren Ärzte und Missionare die Bevölkerung nicht hätte schützen könne. Es entstanden auf dem Gebiet der heutigen Staaten Kongo, Malawi, Nigeria und Südafrika religiöse Erweckungsbewegungen unter den Kolonisierten, um sich auf die neue Zeit vorzubereiten.

In Europa wie den USA zeigten sich die Regierungen mit der Pandemie einerseits überfordert und maßen ihr zugleich keine große Bedeutung bei. Man hielt die Influenza aufgrund früherer Erfahrungen für eigentlich ungefährlich und für eine schnell vorübergehende Erscheinung, welche die Volksgesundheit

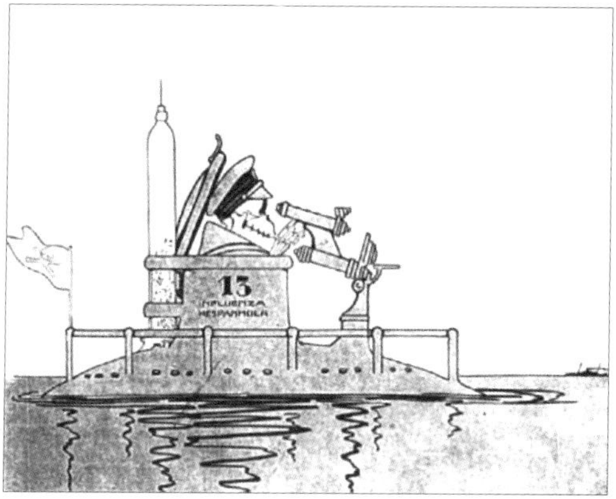

Brasilianische Zeitungskarikatur von 1918: Ein deutsches U-Boot ausgestattet mit einer großen Spritze als heimtückischer Verbreiter der Grippe. Brasilien erklärte im Oktober 1917 Deutschland den Krieg, nachdem U-Boote der Reichsmarine wiederholt Schiffe des bislang neutralen Landes angegriffen hatten.

nicht dauerhaft schädigen könnte. Die Kriegssituation setzte außerdem andere Prioritäten – Soldaten mussten an die Fronten gebracht oder zurückgeführt und Rüstungsgüter produziert werden. Gerade um die nationalen Kriegsanstrengungen und den Durchhaltewillen der Bevölkerung nicht zu unterminieren, schreckten alle Regierungen davor zurück, auf nationaler Ebene Warnungen und Ermahnungen auszusprechen oder verbindliche Richtlinien zur Eindämmung der Krankheit zu erlassen und damit mehr oder minder stark in den zivilen wie militärischen Alltag einzugreifen. Die US-Regierung weigerte sich beispielsweise im Oktober 1918, dem Wunsch der Militärärzte nachzukommen und vorübergehend wegen der Influenza die Verschiffung von Truppen nach Europa auszusetzen. Sie stimmte lediglich zu, die Belegung mit Soldaten auf den Truppentransportern kurzzeitig um 10 % zu senken, um das Ansteckungsrisiko zu verringern. Für die französische Führung stand es im Herbst außer Frage, dass die Soldaten trotz

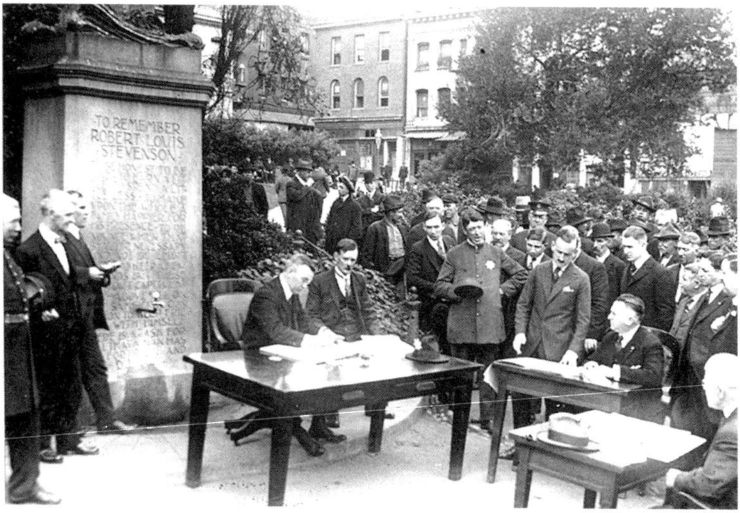

Influenzaarchive.org

In San Francisco wird im Oktober 1918 eine Gerichtsverhandlung im Freien abgehalten, um die Ansteckungsgefahr zu verringern.

der Ansteckungsgefahr weiterhin Recht auf Fronturlaub hatten und zu Hunderttausenden nach Hause und sodann wieder in ihre Einheiten zurückkehren durften. In Berlin sorgten sich die Verantwortlichen im Herbst 1918 eher darum, dass nach dem Ende der Kämpfe die von der Westfront und aus den Gebieten des ehemaligen Zarenreiches heimkehrenden Millionen von Soldaten Fleckfieber oder Geschlechtskrankheiten nach Deutschland einschleppen könnten als um die Ausbreitung der Grippe. Ob in zentralistischen Staaten wie Frankreich oder bundesstaatlich verfassten wie dem Deutschen Reich, die Regierungen überließen den Umgang mit der Grippe gänzlich den lokalen Behörden und deren Ressourcen. Als Faustregel lässt sich sagen, dass in jenen Ländern, in denen im Herbst 1918 nach vier Jahren Krieg die Situation besonders prekär war wie etwa dem Deutschen Reich, Großbritannien oder Frankreich auch auf kommunaler Ebene weniger Einschränkungen im

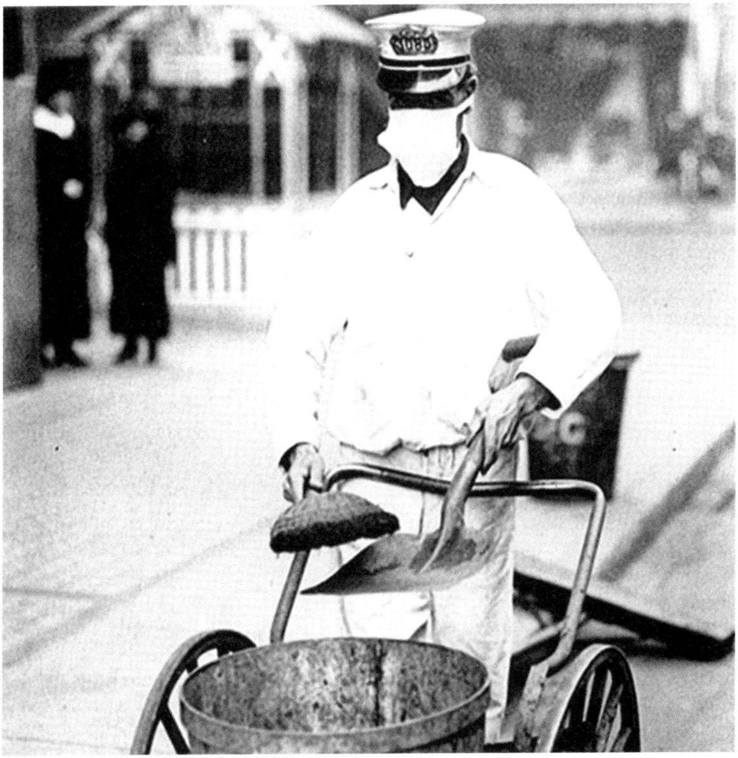

Influenzaarchive.org

In den USA waren Gesichtsmasken während der Herbstwelle der Spanischen Grippe weit verbreitet. In einigen Städten machten die Behörden das Tragen in der Öffentlichkeit zur Pflicht. Das Foto vom 16. Oktober 1918 zeigt einen New Yorker Straßenreiniger.

Alltag verfügt wurden als in Ländern, in denen kriegsbedingte Not und Anspannung weniger spürbar waren wie etwa in den USA oder in der Schweiz. Das lag sicherlich auch daran, dass die seit vier Jahren sich intensiv im Krieg befindlichen Länder weniger Ressourcen (wie Desinfektionsmittel, Gesichtsmasken, Krankenbetten, Ambulanzwagen, Pflegepersonal, fiebersenkende Medikamente oder Papier für Plakate, Flugblätter und Broschüren zur Information über Präventionsmaßnahmen) zur Verfügung standen, um die Grippe zu bekämpfen als der immens reichen USA oder der neutralen Schweiz.

Mangelnde Anweisungen „von oben" hatten zur Folge, dass in allen Ländern jede Kommune unterschiedlich auf die Seuche reagierte. Manche US-Metropolen beispielsweise verboten, wie eine während der Covid-19-Krise viel zitierte vergleichende Studie von 2007 über 43 Großstädte gezeigt hat, während der Herbstwelle frühzeitig große Menschenansammlungen und schlossen Schulen, Lokale, Kultureinrichtungen sowie Kirchen. Sie machten Grippeerkrankungen meldepflichtig, erlegten Haushalten mit Infizierten eine Quarantäne auf und ordneten das Tragen von Gesichtsmasken in der Öffentlichkeit an. Andere Städte verfügten weniger Auflagen oder reagierten erst, als die Zahl ihrer erkrankten Bürger bedenklich angestiegen war und hoben die Beschränkungen zu früh wieder auf. Beispielhaft für diesen unterschiedlichen Umgang der US-Großstädte im Herbst 1918 mit der Seuche sind St. Louis und New York einerseits sowie Philadelphia und Pittsburgh andererseits. Die erstgenannten beiden Städte reagierten frühzeitig, und griffen resoluter und länger in den Alltag der Bürger ein. Die beiden letztgenannten Städte handelten verspätet, weniger rigoros und kurzzeitiger. Erstere verzeichnete am Ende der Herbstwelle 358 beziehungsweise 458 Tote durch Grippe und Lungenentzündungen auf 100.000 Einwohner, letztere dagegen 749 respektive 807.

Todesbilanzen

Die spanische Grippe ist die schlimmste Seuche der letzten etwa 150 Jahre in Europa gewesen. Nach neusten Schätzungen fielen ihr etwa 2,7 Millionen Menschen zum Opfer, was etwa 1 % der damaligen europäischen Bevölkerung entsprach. Im Deutschen Reich kamen durch die Spanische Grippe von den damals 61,5 Millionen Einwohnern 320.000 bis 470.000 durch die Seuche um, also ungefähr 0,6 % der Bevölkerung. Es traf die europäischen Länder unterschiedlich schwer, wie eine vergleichende Studie von 14 Ländern aus dem Jahre 2009 zeigt. In Bezug auf die Gesamtbevölkerung verzeichneten Bulgarien, Italien, Niederlande, Portugal und Spanien die höchsten Verluste. Deutschland, Frankreich, die Schweiz, Schweden und Norwegen lagen im Mittelfeld, Großbritannien, Dänemark und Finnland am unteren Ende. Auch die USA mit 550.000 bis 650.000 Pandemietoten gehörten, bezogen auf die Gesamtbevölkerung, zu den weniger schwer betroffenen Ländern. Die USA sind zugleich zusammen mit Japan die einzige am Ersten Weltkrieg beteiligte damalige Großmacht, die ein Mehrfaches an Toten durch die Pandemie als durch den militärischen Konflikt zu beklagen hatte, während es sich bei allen anderen kriegführenden Großmächten (Deutschland, Frankreich, Großbritannien, Italien, Österreich-Ungarn und Russland) umgekehrt verhielt. Das ist einer der Gründe dafür, dass die Seuche als beklemmendes historisches Ereignis in den USA stets präsenter gewesen ist als in Europa. Die Unterschiede in den Menschenverlusten zwischen den europäischen Staaten erscheinen relativ willkürlich. Geht man von der groben Unterteilung in schwer, mittelschwer oder weniger schwer betroffene Länder aus, so befinden sich unter allen drei Gruppen sowohl neutrale Staaten (Dänemark, Niederlande, Norwegen, Schweiz und Spanien) wie am Weltkrieg beteiligte, solche mit einem damals hohen Entwicklungsstand, Lebensstandard und Urbanisierungsgrad (Deutschland, Großbritannien, Niederlande) wie auch arme, eher dünn besiedelte und agrarisch geprägte Länder (Bulgarien, Finnland, Norwegen, Portugal, Schweden, Spanien), solche in geografischer Randlage (Bulgarien, Finnland, Norwegen, Portugal, Schweden und Spanien) wie jene im Zentrum des Kontinents mit einem dichten Verkehrsnetz oder relativ vielen Nachbarländern (Deutschland, Frankreich, Niederlande, Schweiz).

Die weitaus höchsten Verluste an Menschenleben durch die Pandemie erlitten Afrika und Asien. Dort gab es zumeist keine modernen Gesundheitssysteme, kein dichtes Behördennetz und ebenso wenig Zeitungen oder Zeitschriften, welche den (ohnehin zumeist des Lesens unkundigen und oft an tradierten Verhaltensformen festhaltenden) Bevölkerungen Vorbeugemaßnahmen oder Hygieneregeln gegen die Krankheit hätten vermitteln können. Außerdem waren vor allem viele Afrikaner, Bewohner der Pazifikinseln wie auch die Inuit in Alaska, Kanada und Grönland nie zuvor überhaupt einem Grippevirus ausgesetzt gewesen, so dass es überdurchschnittlich oft bei ihnen in der zweiten Welle zu tödlichen Krankheitsverläufen kam. Das extremste Beispiel einer eher isoliert lebenden Bevölkerung mit fehlender Immunisierung sind die Bewohner der Pazifik-Insel Samoa. Am 7. November 1918 schleppte die Besatzung eines neuseeländischen Schiffs den Virus ein. Geschätzte 8500 Insulaner starben in den folgenden Wochen, was 22 % der Bevölkerung entsprach. Von allen Kontinenten gab es bezogen auf die Gesamtbevölkerung in Afrika am meisten Tote, nicht zuletzt weil es durch die Grippe vielerorts zur Unterbrechung des Wirtschaftskreislaufs kam. In den für den Eigenbedarf produzierenden, nicht überregional vernetzten Agrargesellschaften erwies sich die Bevölkerung 1918/19 vielerorts durch die Krankheit als physisch zu geschwächt, um die Felder zu bestellen oder sie zu ernten. Sie war zugleich zu arm, um Lebensmittel aus anderen Regionen zu importieren.

Zusätzlich hätte es auch in den verkehrstechnisch nicht erschlossenen Gebieten an den nötigen Transportmittel gefehlt, um die Nahrung rechtzeitig und in ausreichender Menge in die bedrohten Dörfer zu schaffen. Die Folge war hunderttausendfacher Hungertod in den Monaten nach der Pandemie. In den am Schlimmsten betroffen Regionen Schwarzafrikas wie dem heutigen Gambia, Ghana, Kamerun, Kenia, Malawi, Südafrika und Tansania, die entweder bedeutende Häfen als Einfallstore für den Erreger aufwiesen oder in denen, wie in Ostafrika, die Kampfhandlungen zwischen den deutschen Kolonialtruppen und ihren Entente-Gegnern bis November 1918 anhielten, starben etwa 5 % der Bevölkerung an der Spanischen Grippe oder ihren Folgen. Allerdings sind die Historiker für die damals administrativ kaum durchdrungenen beziehungsweise statistisch erfassten Regionen Asiens und Afrikas eher auf grobe Schätzungen angewiesen, weil es an verlässlichen demografischen Angaben fehlt.

Doch selbst für die damals bürokratisch vergleichsweise gut organisierten und durchherrschten Staaten Westeuropas und Nordamerikas mit ihren seit Jahrzehnten etablierten Geburts- und Sterberegistern und nationalen Statistikbehörden ist es letztlich schwer, akkurate Zahlen über die Influenzatoten zu liefern. Erstens war die Grippe damals im Gegensatz etwa zu Cholera, Diphtherie, Tuberkulose oder Typhus und anders als heute nirgends eine meldepflichtige Krankheit. Zweitens ist es schwierig zwischen den Opfern der alljährlichen „normalen" Grippewellen zu unterscheiden, die jedes europäische Land ohnehin regelmäßig vor allem im Winter heimsuchen, und dabei in einer Saison pro Land Zehntausende von Opfern fordern können, sowie jenen Verstorbenen, die explizit durch die Pandemie ihr Leben verloren. Drittens wird vermutet, dass eine erhebliche Zahl von Menschen erst Jahre später an den Folgen der Seuche gestorben ist. So kursierte bis Ende der 1920er-Jahre in Europa die zuvor nicht aufgetretene, häufig tödlich verlaufende Nervenkrankheit „Encephalitis lethargica" („Europäische Schlafkrankheit"), die Zehntausende von Opfern forderte. Manche Wissenschaftler vermuten, dass ihre Opfer sich 1918/19 an der Spanischen Grippe angesteckt hatten.

Ungeachtet der tatsächlichen Zahl der Pandemieopfer: Die Spanische Grippe dämpfte in Europa wie Nordamerika erheblich den seit der Jahrhundertwende zu verzeichnenden, durch die Erfolge der Bakteriologie befeuerten medizinischen Fortschrittsglauben, dass der Mensch alsbald alle Infektionskrankheiten beherrschen würde.

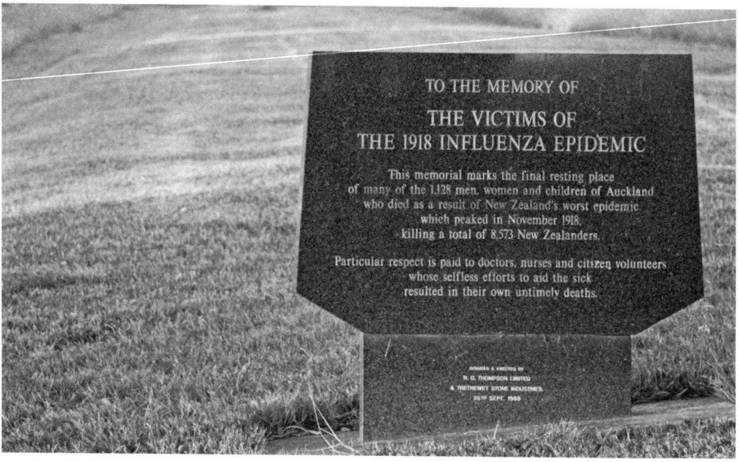

wikipedia

Gedenkstein in Auckland, der größten Stadt Neuseelands, für die Opfer der Spanischen Grippe: 1128 Bürger der Stadt und 8573 Neuseeländer insgesamt seien umgekommen. Auch wenn diese Zahlen Präzision suggerieren, kann es sich letztlich nur um eine Schätzung handeln. Der Gedenkstein wurde im Herbst 1988 zum 70. Jahrestag der Seuche gestiftet, nicht unmittelbar nach ihrem Abklingen. Die Zeitgenossen haben der Pandemie trotz ihres tödlichen Charakters offenbar weniger Bedeutung als kollektive menschliche Katastrophe beigemessen denn ihre Nachfahren.

Literatur

Séverine Ansart u. a., Mortality Burden of the 1918–1919 Influenza Pandemic in Europe, in: Influenza and Other Respiratory Viruses, Bd. 3 (2009), S. 99–106.

John Barry, The Great Influenza. The Epic Story of the Deadliest Plague in History, New York 2004.

Frieder Bauer, Die Spanische Grippe in der deutschen Armee 1918. Verlauf und Reaktionen, Göttingen 2016.

Udo Buchholz u. a., Todesfälle durch Influenzapandemien in Deutschland 1918 bis 2009, in: Bundesgesundheitsblatt – Gesundheitsforschung – Gesundheitsschutz, Bd. 59 (2016), S. 523–536.

Carol R. Byerly, Fever of War. The Influenza Epidemic in the US Army during World War I, New York 2005.

Susan Craddock und Tamara Giles-Vernick (Hg.), Influenza and Public Health. Learning from Past Pandemics, London 2010.

George Dehner, Influenza. A Century of Science and Public Heath Response, Pittsburgh 2012.

Wolfgang U. Eckart, Medizin und Krieg. Deutschland 1914–1924, Paderborn 2014.

Heiner Fangerau und Alfons Labisch, Pest und Corona. Pandemien in Geschichte, Gegenwart und Zukunft, Freiburg 2020.

Marc Hieronimus, Krankheit und Tod. Zum Umgang mit der Spanischen Grippe in Frankreich, England und dem Deutschen Reich, Berlin 2006.

Mark Honigsbaum, A History of the Great Influenza Pandemics. Death, Panic and Hysteria 1830–1920, London 2014.

Mark Honigsbaum, Das Jahrhundert der Pandemien. Eine Geschichte der Ansteckung von der Spanischen Grippe bis zu Covid-19, München 2021.

Niall Johnson und Jürgen Müller, Updating the Accounts. Global Mortality of the 1918–1920 Global Spanish Influenza Pandemic, in: Bulletin of the History of Medicine, Bd. 76 (2002), S. 110–114.

Niall Johnson, Britain and the 1918/19 Influenza Pandemic. A Dark Epilogue, London 2006.

Gina Kollata, Influenza. Die Jagd nach dem Virus, Frankfurt am Main 2006.

Howard Markel u. a., Nonpharmaceutical Interventions Implemented by US Cities During the 1918–1919 Influenza Pandemic, in: Journal of the American Medical Association, Bd. 298 (2007), S. 644–655.

William McNeill, Seuchen machen Geschichte. Geißeln der Völker, München 1978.

Eckard Michels, Die "Spanische Grippe" 1918/19. Verlauf, Folgen und Deutungen in Deutschland im Kontext des Ersten Weltkriegs, in: Vierteljahrshefte für Zeitgeschichte, Bd. 58 (2010), S. 1–33.

Howard Phillips und David Killingray (Hg.), The Spanish Influenza Pandemic of 1918–19. New Perspectives, London 2003.

Howard Phillips, The Recent Wave of Spanish Flu Historiography, in: Social History of Medicine, Bd. 27 (2014), S. 789–808.

Howard Phillips, Influenza Pandemic, https://encyclopedia.1914–1918-online.net (2014)

Anne Rasmussen, The Spanish Flu, in: Jay Winter (Hg.), The Cambridge History of the First World War. Bd. 3 Civil Society, Cambridge 2014, S. 334–357.

David Rengeling, Vom geduldigen Ausharren zur allumfassenden Prävention. Grippepandemien im Spiegel von Wissenschaft, Politik und Öffentlichkeit, Wiesbaden 2017.

Laura Spinney, 1918. Die Welt im Fieber. Wie die Spanische Grippe die Gesellschaft veränderte, München 2018.

Malte Thießen (Hg.), Infiziertes Europa. Seuchen im langen 20. Jahrhundert, München 2014.

Manfred Vasold, Die Spanische Grippe. Die Seuche und der Erste Weltkrieg, Darmstadt 2009.

Wilfried Witte, Tollkirschen und Quarantäne. Die Geschichte der Spanischen Grippe, Berlin 2008.